HYGIÈNE PUBLIQUE

ÉPURATION DES EAUX RÉSIDUAIRES D'ABATTOIR

COLLECTE ET ÉVACUATION DE CES EAUX

HISTORIQUE DE LA QUESTION

PAR

M. B. BEZAULT
Ingénieur sanitaire.

LES EAUX RÉSIDUAIRES D'ABATTOIR

DRAINAGE ET ÉPURATION DE CES EAUX

Par M. B. BEZAULT, Ingénieur sanitaire.

Exposé général. — Avant de passer à l'examen détaillé de la question d'épuration des eaux résiduaires d'abattoir, nous pensons qu'il n'est pas inutile d'étudier, ne serait-ce que dans les grandes lignes, le meilleur mode de captation ou drainage et d'évacuation de ces eaux, car le moyen employé peut faire varier sensiblement, sinon le procédé, du moins les dispositifs à conseiller pour l'épuration. Il est bon, également, d'examiner les questions d'ordre général qui contribuent à préciser les données du problème et à en interpréter plus judicieusement les solutions proposées.

Les principales questions qui se posent en la circonstance sont les suivantes :

1° Comment sont formées les eaux résiduaires d'un abattoir moderne ?

2° Quel est le meilleur mode de drainage de ces eaux ?

3° Est-il nécessaire et toujours, d'épurer les eaux de telle nature ?

4° Quel est le meilleur système d'épuration ?

Nous allons essayer de répondre à chacune de ces questions dont l'ensemble représente le but à atteindre.

1° Formation des eaux résiduaires d'un abattoir moderne. — Nous tenons ici à insister sur ces mots *abattoir moderne*, car tout ce qui va suivre est spécialement applicable à un établissement de ce genre. Par *abattoir moderne*, nous entendons un établissement conçu en tenant compte des progrès considérables pratiquement réalisés dans l'hygiène et la technique sanitaire, comme il en existe de nombreux exemples à l'étranger, principalement en Allemagne, à

Offenbach, *Manheim*, *Aix-la-Chapelle*, *Ludwigshafen*, *Dresde*, *Stuttgard*, *Bruchsal*, etc., en Suisse à *Zurich*[1], en Hollande à *Alkmaar*, *Groningue*, *Harlem*, *Utrecht*, *La Haye*, etc.

Dans ces abattoirs, les méthodes d'abatage, de préparation, de transport, de conservation de la viande, sont absolument différentes de celles employées jusqu'en ces dernières années.

L'abatage se fait dans un hall commun aux parois lisses et étanches, facilement lavables ; on ne voit plus de dépôt de matières en putréfaction plus ou moins avancée, ni de liquides stagnants. Le sang est recueilli soigneusement ; le contenu des estomacs, des panses et des intestins, est déversé dans des récipients spéciaux et de là au « coche », au lieu d'être évacué avec les eaux résiduaires.

Si nous tenons à rester dans l'étude d'un abattoir moderne, c'est que nous espérons, dans l'intérêt général, voir disparaître peu à peu nos vieux abattoirs démodés, pour faire place à des établissements salubres, plus en rapport avec les exigences de la vie actuelle.

Dans un tel abattoir, les eaux résiduaires sont formées par le mélange venant des lavages des salles d'abatage qui entraînent inévitablement, quelques matières excrémentitielles, des urines, des graisses, quelques particules de viande et aussi un peu de sang. Il y a encore les eaux d'égouttage du coche, celles de la triperie, de la boyauderie, le purin des étables et écuries, dont la plus grande partie est absorbée par la litière, les eaux de lavabos et de lavages divers.

Au mélange ainsi formé, nous conseillons tout particulièrement d'adjoindre, pour des raisons que nous exposerons plus loin, le produit des cabinets d'aisances. Il y a lieu de tabler aussi, sur le produit des chasses d'eau automatiques, toujours utiles dans les canalisations évacuant des eaux de ce genre, et qui contribuent à atténuer les effets de stagnations trop prolongées dans les bassins d'épuration ; et sur l'apport quoique irrégulier de quelques tuyaux seulement

1. Déjà étudiés dans *l'Hygiène de la viande et du lait*, 1909.

d'eaux pluviales, placées, de préférence, en tête des canalisations principales.

Enfin, pour les abattoirs auxquels est réuni le marché aux bestiaux, comme cela est recommandé aujourd'hui par les spécialistes il faudra compter sur l'apport de matières entraînées par le lavage des stalles et emplacement et sur les urines ; les excréments étant enlevés avec les fumiers.

Par ce simple exposé, on peut se rendre compte que les eaux usées d'abattoir moderne ne doivent pas avoir cet aspect sanguinolent, visqueux et graisseux, que nous constatons dans la plupart de nos abattoirs actuels, mais qu'en somme, elles ne diffèrent pas autant qu'on aurait pu le penser, des eaux d'égouts d'une ville pratiquant le système du « tout-à-l'égout ».

Pour avoir une idée plus exacte de la formation de ces eaux il faudra aussi tenir compte de l'irrégularité du débit, la plupart des abattoirs, sauf ceux de très grandes villes, n'étant en service régulier que trois ou quatre jours par semaine.

2° Collecte. Drainage des eaux résiduaires. — Nous venons de voir comment étaient composées les eaux résiduaires qui nous occupent ; nous avons vu que les eaux pluviales ne devaient y entrer qu'en faible volume ; ceci nous conduit à déclarer qu'il est préférable d'adopter pour le drainage, le *système séparatif* (« separate system » des Anglais), c'est-à-dire un système drainant séparément les eaux usées et les eaux pluviales. Les motifs qui militent en faveur de l'adoption de ce système à doubles canalisations sont de divers ordres : d'abord, cela permet, quand il y a lieu d'épurer les eaux, de ne traiter qu'un volume réduit, à peu près régulier et d'une composition sensiblement uniforme. Pour mieux faire saisir l'importance de cette question, il suffirait de rappeler qu'en temps d'orage le volume des eaux peut être de 40 à 50 fois supérieur au volume normal de temps sec. Cela permet d'employer pour les eaux usées, des canalisations de faible section et, de disposer ainsi du maximum de pente disponible, avec des chasses d'eau moins abondantes et de toute efficacité.

Cette solution simplifie l'entretien du réseau des eaux pluviales, dont les bouches d'égout, n'exhalent plus d'odeurs pestilentielles. Quant aux gaz odorants pouvant provenir des canalisations d'eaux usées, tous les branchements étant siphonnés, ils sont conduits au niveau des toits dans l'atmosphère par des tuyaux qui assurent, en outre, l'équilibre des pressions atmosphériques dans les canalisations.

Enfin, on a la possibilité d'exécuter un réseau économique pour l'évacuation des eaux usées dans un très grand nombre de cas, les eaux pluviales pouvant être écoulées au dehors simplement par les pentes naturelles et les caniveaux.

Les canalisations d'eaux résiduaires seront en tuyaux de grès vernissé posés soigneusement sur forme et à joint de ciment ; à partir du diamètre de 50 centimètres, on emploiera avantageusement des tuyaux en béton aggloméré.

Le collecteur séparatif des eaux usées d'un abattoir d'une ville de 100.000 habitants, par exemple, ayant à évacuer environ 300 mètres cubes par jour avec un débit moyen de 12 litres par seconde, sur une pente de 15 millimètres par mètre, sera constitué, d'une manière très rationnelle, par un tuyau de 220 millimètres de diamètre.

Les canalisations d'eaux pluviales pourront être exécutées en béton aggloméré, jusqu'à un diamètre de 80 centimètres ; passé le débit correspondant à cette section, il sera probablement plus pratique d'exécuter des égouts ovoïdes visitables en maçonnerie.

A ce sujet, nous tenons à faire remarquer que c'est une erreur trop souvent commise de croire qu'avec un collecteur de grande section, l'écoulement soit toujours bien assuré et qu'on ait plus de sécurité ; en effet, la surface de frottement dans ce cas, devient plus grande, son coefficient est plus fort, de sorte que le courant est ralenti. D'autre part, les chasses d'eau dans une grande section, perdent très rapidement leur pression et ont une action beaucoup moins efficace.

Ces réseaux de canalisations et égouts seront munis de tous les accessoires, regards de visite, bouches, chambres de chasse, grilles, siphons, etc., usités en pareil cas ; un dispositif attire ici plus spécialement l'attention, c'est celui des orifices pour évacuation d'eau avec regards siphonnés dans les salles. Il est bon d'employer, à cet effet, des siphons à paniers dans lesquels la partie recevant les matières décantées et la garde d'eau pour l'occlusion hydraulique sera assez grande. Le siphon placé sous une forte grille devra être facilement nettoyable.

Pour les triperies et boyauderies, pour celles au moins, des grands abattoirs, il sera toujours utile de placer en avant des canalisations, des boîtes à graisse, sortes de récipients étanches, à sédimentation de surface, permettant de récupérer une bonne partie des matières grasses.

En terminant ce chapitre, nous tenons encore à signaler que l'adoption du système séparatif avec accessoires et dispositifs de siphonnement, permettra d'éviter la multiplication des rats, dont la présence est toujours nuisible et qui n'ont déjà que trop de tendance à se développer dans de semblables établissements. Enfin, il est juste de faire observer, également, que s'il n'est pas indispensable d'épurer les eaux usées par un procédé quelconque, on pourrait adopter utilement le *système d'égouts unitaires*.

Ce chapitre des résidus ne serait pas complet si nous ne disions un mot du contenu des estomacs, des panses et intestins, produits de digestion plus ou moins avancée, qui du coche devront être enlevés avec les fumiers pour servir d'engrais. Le sang recueilli avec soin et traiter au sulfate ferrique ira efficacement enrichir des engrais communs. Enfin, en ce qui concerne le traitement des viandes saisies, il sera indispensable de prévoir, même dans les abattoirs de moyenne importance un four incinérateur, il en existe différents modèles qui ont fait leurs preuves.

3° Nécessité d'épurer les eaux résiduaires d'abattoirs. — La nécessité d'épurer les eaux résiduaires de toutes sortes avant leur rejet dans les cours d'eau, est aujourd'hui indiscutablement reconnue. Des lois et règlements ont été établis spécialement à cet égard, dans la plupart des pays civilisés. En France, le ministre de l'Agriculture a déposé encore tout dernièrement devant les Chambres, un projet de loi complémentaire, précisant les conditions de déversement des eaux résiduaires industrielles et fixant les sanctions.

La découverte de la bactériologie a permis de se rendre compte des moyens de propagation des maladies contagieuses, de mesurer la gravité des contaminations et, par suite, l'importance qu'il y avait à rendre les eaux usées inoffensives.

Les abattoirs produisant des résidus liquides éminemment putrescibles, de nature, par conséquent, à favoriser le développement des micro-organismes, aussi bien les espèces banales, que les pathogènes, il importe donc de procéder à l'épuration de ces résidus.

Cependant, nous estimons qu'on peut quelquefois se dispenser d'épurer les liquides résiduaires :

a) Quand les eaux usées pourront être déversées dans les égouts de la ville et que ceux-ci iront à une station d'épuration quelconque, il sera toujours préférable de procéder à l'épuration du mélange total.

b) Quand les eaux usées seront déversées en mer ou en estuaire, en un point convenablement choisi, n'offrant aucun inconvénient pour les plages, ni danger de contamination pour les parcs à huîtres.

c) Enfin, exceptionnellement, quand les eaux pourront être rejetées dans un cours d'eau à grand débit et à courant rapide, étant spécifié que le débit des eaux usées atteindrait au plus la 500e partie de celui du cours d'eau et qu'il n'existera en aval aucune prise d'eau pour l'alimentation, à moins de 500 mètres du point de déversement.

En dehors de ces cas, il est toujours prudent et même nécessaire, de prévoir l'épuration des eaux résiduaires d'abattoir. Pour des raisons du même ordre, il sera préférable de placer ces établissements en aval de la ville.

L'obligation d'épurer les eaux usées étant reconnue, il y a lieu d'envisager immédiatement ce que deviendra l'effluent, suivant les lieux et circonstances locales ; il s'agit là encore d'un point important, car il est évident que, suivant le mode d'évacuation dont on disposera, on pourra se contenter, pratiquement, de tel ou tel degré d'épuration, ce qui peut influer sur le choix du système.

Dans le cas de déversement en irrigation sur le sol, sur des prairies, par exemple, il ne serait pas logique d'exiger le même degré d'épuration qu'en cas de déversement dans une petite rivière. Les Anglais qui s'y entendent et sont très exigeants sur ces matières, tiennent toujours compte dans l'interprétation des résultats des circonstances locales.

Nature des eaux résiduaires. — Afin de déterminer en toute connaissance de cause le procédé d'épuration convenant le mieux, nous allons maintenant examiner en détails la composition de ces eaux. A cet égard, nous dirons qu'on est assez embarrassé pour fixer, en pareil cas, une composition moyenne, de laquelle on pourrait tirer des conclusions générales s'appliquant à toutes les eaux usées d'abattoirs ; le taux des diverses matières contenues dans ces eaux étant excessivement variable suivant le genre de service des abattoirs, suivant le nombre des jours d'abatage, suivant la quantité d'eau mise à la disposition des bouchers, suivant le système de canalisations et les accessoires employés, etc., etc.

Cependant, en se reportant à ce que nous avons dit précédemment sur la formation de ces eaux, on voit qu'il y entre en grande partie des matières animales et végétales, quaternaires ou azotées (oxygène, hydrogène, carbone et azote), représentées par les albumines, l'urée, la fibrine du sang, la gélatine, etc., puis des matières ternaires ou hydro-carbonées (oxygène, hydrogène, carbone), représentées surtout dans les résidus d'aliments par les celluloses, les graisses, les sucres, les acides gras, etc.

Pour mieux juger de la proportion respective de chacune de ces substances dans les eaux d'abattoirs, nous donnerons à titre de renseignement, la composition d'une eau très concentrée, provenant d'un abattoir où l'on tue principalement trois jours par semaine.

Résultats en milligrammes par litre :

Matières en suspension	4.000
— grasses	1.200
— dissoutes	5.150
— minérales	0.430
— organiques dissoutes	4.770
Azote ammoniacal en AzH^3 (salin ou libre)	67.3
— albuminoïde en AzH^3	510
— nitreux	0
— nitrique	0

On remarque que la teneur en matières organiques est telle, qu'à première vue, il semblerait que seuls les procédés chimiques auraient chance de succès dans le traitement de ces eaux, les procédés biologiques devant échouer. Néanmoins, il ne faut pas oublier que cette concentration n'étant atteinte que trois jours par semaine, il est possible de demander, exceptionnellement, aux micro-organismes, une action plus intensive et que les traitements préalables par sédimentation abaissent toujours sensiblement le taux de matières organiques.

EAUX RÉSIDUAIRES D'UN GRAND ABATTOIR MODERNE (ANGERS)[1]

	Résult. en mill. p. litre. Eau brute.
Caractères physiques :	
Aspect	clair après repos
Dépôt	abondant
Couleur	rouge acajou
Odeur	nauséabonde
Caractères chimiques :	
Réaction	alcaline
Alcalinité en AzH^3	321
Matières en dépôt : organiques	2.060
Matières en dépôt : minérales	2.095
Matières surnageantes : organiques	2.145
Matières surnageantes : minérales	72
Substances dissoutes : organiques	1.940
Substances dissoutes : minérales	560
Matières grasses	1.745
Après filtration sur papier :	
Matières organiques pour le permanganate en mil. acide	1.990
Matières organiques pour le permanganate en mil. alcal.	1.360
Albumine coagulable	400
Azote organique en AzH^3	250,75
Azote ammoniacal salifié ou libre en AzH^3	87,35
Nitrates en nitrate de potasse	0
Nitrites en nitrite de potasse	21
Putrescibilité :	
Chlorures en chlorure de sodium	257,40
	en pleine putréfaction.

1. Analyse faite par M. J. ROUSSEL, chimiste-conseil, docteur de l'Université de Paris.

Divers systèmes d'épuration. — Le but de l'épuration des eaux usées est d'en détruire la totalité, si possible des substances putrescibles et d'en minéraliser la matière organique dissoute. « En la circonstance, le résultat bactériologique ne doit passer qu'au second plan ; d'ailleurs, nous considérons que lorsque les « infiniment petits » n'ont plus d'aliments, ils sont bien près de disparaître à l'instar des « infiniment grands ».

Pour détruire la matière organique en suspension et en dissolution, on pourrait employer la combustion directe par la chaleur, on sait aujourd'hui qu'il est plus économique d'utiliser la combustion par oxydations successives et la minéralisation par nitrification.

On peut aussi annihiler pour toujours ou temporairement la matière organique, à l'aide d'un agent chimique, mais l'opération, comme nous le verrons, devient plus onéreuse.

Enfin, on peut encore opérer par rétention mécanique de la matière ; ce n'est là qu'un traitement préliminaire, applicable seulement dans certains cas spéciaux.

Ce que nous venons de dire, nous permet de rappeler ce qui a été dit maintes fois au sujet des eaux d'égouts, à savoir que les procédés d'épuration actuellement applicables se classent en trois catégories principales : les procédés physico-mécaniques, les procédés chimiques, les procédés biologiques.

Les premiers, par rétention et incinération de la matière solide et ébullition des liquides ne sont guère utilisables, que pour de faibles volumes ; nous ne nous y arrêterons donc pas, ils occasionnent au surplus une dépense qu'on cherche à éviter le plus souvent. Les seconds agissent par l'intermédiaire d'un réactif approprié pour précipiter et décanter les matières. Les troisièmes se divisent en deux méthodes distinctes : la filtration sur sol naturel et la filtration dans des dispositifs artificiels, toutes deux utilisant le travail des micro-organismes.

On distingue habituellement ces procédés d'épuration comme suit :

1° La précipitation chimique ;

2° L'épandage ou irrigation sur sol naturel ;

3° L'épuration biologique intensive sur sol artificiel.

Précipitation chimique. — Le système par précipitation chimique a été préconisé depuis de nombreuses années, surtout pour le traitement des eaux résiduaires industrielles, en faisant varier le réactif suivant les besoins. Dans le cas présent, la méthode consiste à coaguler les matières en suspension, à laisser décanter et évacuer ensuite les liquides, mais on obtient plutôt une clarification qu'une épuration réelle, diverses matières ne se laissant pas attaquer par le coagulant, telles que les peptones, les amides, l'ammoniaque. Au point de vue bactériologique, bien que secondaire, le résultat n'est pas meilleur ; c'est pourquoi, il est presque indispensable de traiter ensuite l'effluent, soit sur des terrains d'irrigation, soit sur des filtres biologiques. D'autre part, le procédé nécessite des installations assez importantes pour les bassins de préparation du précipité, de mélange, de décantation, de dépôts de boues, etc. ; il faut encore ajouter les frais du réactif renouvelés chaque jour et les frais de main-d'œuvre assez élevés pour les diverses manipulations et principalement pour l'enlèvement des boues. Les bassins de mélange et de décantation doivent être suffisamment grands pour retenir les eaux pendant une durée variant entre quatre et six heures.

Les réactifs qui ont été employés avec le plus de succès pour les eaux d'abattoirs sont : l'alun ou sulfate d'alumine et le sulfate ferrique, en solution, à raison de 1 à 2 kilos par mètre cube, suivant le degré de concentration. Ces sels coagulent les matières albuminoïdes et le sang, mais laissent en liberté une partie de l'ammoniaque et des matières hydrocarbonées. Les eaux sont pourtant désodorisées.

Certains partisans de ce système disent bien qu'il a l'avantage de produire des engrais de bonne qualité, pourtant il est démontré dans la pratique, que le prix de vente de ces engrais n'est pas souvent rémunérateur ; il suffit pour s'en convaincre, de vérifier leur teneur en azote qui atteint à peine, à volume égal, la vingtième partie de celle contenue dans les engrais chimiques.

Pour toutes ces raisons, il est fort probable que ce procédé ne prendra pas beaucoup d'extension en France ; cependant, il est juste de dire qu'un certain nombre de villes anglaises et quelques villes allemandes l'appliquent depuis longtemps.

Épandage ou irrigation sur sol naturel. — Ce procédé a été mis en pratique, il y a plus de cinquante ans : en France, il est surtout connu par les exemples de Paris et Reims où sont traitées des eaux d'égouts, mais il n'est pas, à notre connaissance, d'installations assurant d'une manière satisfaisante et régulière, l'épuration des eaux d'abattoirs.

Cette méthode exige à proximité de l'établissement une grande surface de terrains propices, puisqu'on ne peut utilement irriguer qu'à la dose de dix à quinze litres par mètre carré et par jour. Pour un débit de 50 mètres cubes, il faudrait donc un terrain de 4 à 5.000 mètres. Par terrains propices, on entend des terres sablonneuses, poreuses, sur une hauteur d'au moins $1^{m},50$ et sous lesquelles la nappe aquifère est assez profonde.

Les inconvénients généralement connus sur le procédé, par suite de colmatage ou feutrage du sol, sont encore ici, plus à redouter ; car les albumines et matières grasses rendent rapidement le sol imperméable. Il se produit alors des flaques d'eau stagnantes, sur lesquelles éclosent des myriades d'insectes ailés qui viennent envahir l'abattoir.

En été, la surface des terres est parfois desséchée ; le vent en emporte les poussières nocives dans toutes les directions. En hiver, par température rigoureuse, le sol est gelé ; il ne veut plus absorber. Aux époques pluvieuses, quand la terre est déjà sursaturée d'eau, les phénomènes biologiques ne se réalisent que très médiocrement et si l'irrigation a lieu sur sol cultivé, on risque de nuire à la culture.

L'efficacité du procédé est donc subordonnée aux conditions météoriques, c'est-à-dire à l'inconnu, sans compter qu'on ne peut savoir ce que devient l'effluent qui peut aller contaminer des sources mêmes lointaines et amener de ce fait des revendications. De tels aléas ont permis d'affirmer qu'il était bien difficile d'évaluer, par avance, la dépense à prévoir pour un champ d'épandage.

Les partisans de la méthode ont d'abord vanté le rapport des cultures de légumes sur ces champs ; nous savons aujourd'hui ce qu'il en est. Puis, ils ont préconisé la grande culture : les betteraves, les pommes de terre, les céréales qui s'accomodent mal d'une humidité trop souvent renouvelée ; enfin, ils ont conseillé presque exclusivement la prairie. Cette dernière culture est sans doute simple, mais peu rémunératrice ; l'herbe ne peut être fanée et conservée pour l'hiver ; elle doit donc être mangée fraiche. Or, voilà que dans sa séance du 1er février dernier, la Société Nationale d'Agriculture signale les graves dangers que font courir les prairies trop humides, aux troupeaux de moutons et aux jeunes bovidés, par les épizooties de cachexie aqueuse. On en arrivera à faire ce que recommandent les Anglais : à irriguer sur *sol non cultivé*.

Dans un rapport lu à la Société d'Hygiène publique de Berlin en octobre 1910, le Dr Thumm, de l'Institut Royal après avoir démontré avec chiffres à l'appui, que les champs d'épandage de Berlin travaillaient à perte proposait, pour en rendre l'exploitation agricole plus économique, de les soulager en traitant une partie des eaux par le procédé biologique intensif[1].

Néanmoins, dans certains cas, après un traitement préliminaire, soit par précipitation chimique, dégrossissage mécanique ou solubilisation en fosse septique qui permet de doubler ou même tripler la dose, l'épandange peut rendre de réels services. Une disposition satisfaisante à cet égard consiste à placer les tuyaux de répartition à environ 50 centimètres sous le sol, afin d'éviter les stagnations de surface et les rigueurs de la température.

Les deux procédés que nous venons de décrire brièvement, comme le procédé intensif sur lequel nous allons nous étendre, exigent, pour donner de bons résultats que les eaux usées aient subi un traitement préliminaire ou dégrossissage efficace. Nous pensons donc, qu'avant de parler du procédé biologique intensif, il est bon d'exposer les divers appareils imaginés pour ce traitement préliminaire.

Traitement préliminaire (dégrossissage). — Pour atteindre

1. *Gesundheit* du 1er décembre 1910.

ce but, on a surtout conseillé divers appareils basés sur le principe de la séparation des matières par voie de densité ; il s'agit, ici, d'enlever la plus grande partie des matières grasses qui, au surplus, valent d'être récupérées.

Les appareils les plus connus sont, par ordre de date :

« *L'hydrolitic Tank* » (fig. 1), du Dr O. Travis qui a été mis en pratique pour la première fois, il y a 8 ou 9 ans à Hampton-on-Thames. Il se compose schématiquement d'un bassin rectangulaire étanche, divisé dans sa longueur en trois compartiments dont les radiers convergent vers une rigole centrale. Ces compartiments sont en communication par les ouvertures placées à la base des cloisons séparatives, Les eaux sont amenées sur l'un des côtés, dans la partie du milieu et à faible profondeur. Les matières flottantes remontent à la surface d'où elles sont reprises dans une rigole latérale. Les matières lourdes tombent au fond. La décantation s'exerce d'autant plus que le courant est ralenti vers le fond par suite de l'évasement des clois ons.

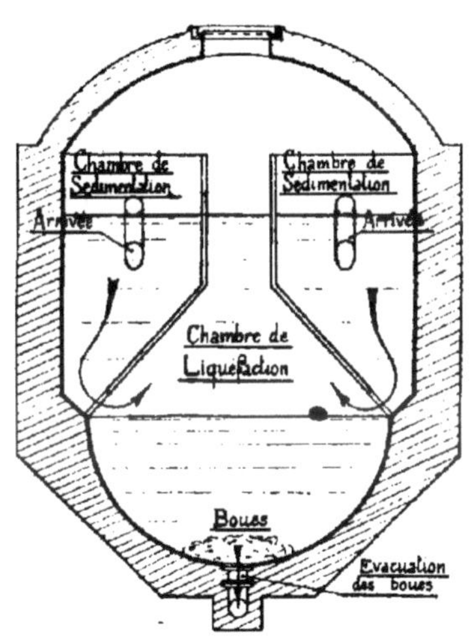

Fig 1. — Hydrolitic-Tank.

Les eaux, comme on le voit d'après le croquis ci-contre, passent dans les compartiments latéraux où des rigoles de surface drainent encore les matières flottantes. Pour augmenter le rendement du dispositif, son auteur conseille de placer en avant du tuyau de sortie, une ou plusieurs grilles en bois pour retenir par agglutination les matières grasses et les matières colloïdales.

L'effluent est repris du côté opposé à l'arrivée par un tuyau plongeant sous la surface d'environ 60 centimètres. La hauteur moyenne liquide est de 2m,50 Le grief que l'on pourrait faire à cet appareil c'est que le mode d'enlèvement des matières flottantes y semble peu pratique.

Le séparateur « Kremer »[1] (fig. 2), employé en Allemagne, est basé sur le même principe, mais avec une disposition d'organes accessoires plus favorable à la sédimentation des matières grasses, ce qui est à considérer avec les eaux usées d'abattoirs. L'appareil se compose d'un bassin étanche de forme carrée, avec radier en forte pente vers une sorte de puits central, de deux cloisons de surface faisant le tour du bassin divisé dans sa partie supérieure en trois compartiments. Au centre, est disposé une sorte de boite renversée à sommet en pyramide.

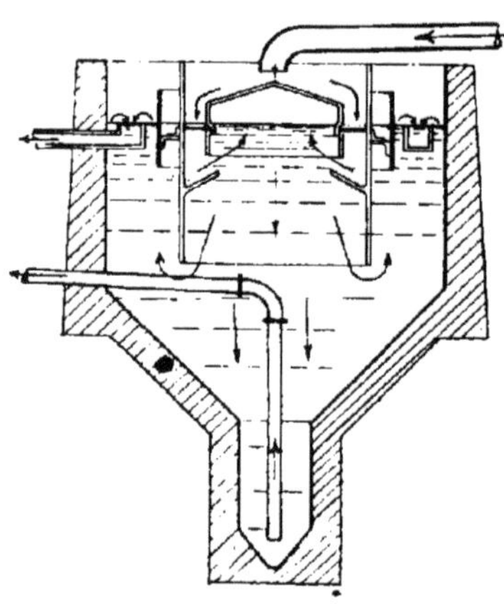

Fig. 2. — Séparateur Kremer.

Les eaux arrivent au centre par un tuyau en élévation; elles glissent sur les plans inclinés de la pyramide, puis entre les parois verticales et rencontrent bientôt une sorte d'éperon qui les renvoie dans la direction verticale Dans ce mouvement les graisses remontent sous la boite et les matières lourdes tombent au fond. La seconde cloison oblige encore les matières flottantes à se concentrer vers le centre; les eaux, après l'avoir franchie par la base, vont dans le dernier compartiment qui est muni sur tout le pourtour d'une rigole formant déversoir de surface.

Les graisses sont enlevées par un tuyau partant du centre et à la surface du liquide. Les boues et matières lourdes sont retirées à l'aide d'une pompe.

Des appareils semblables ont été adoptés et mis en service, notamment *à Osdorf*, *à Charlottenbourg*, près Berlin, *à Chemnitz*, *à Dresde*, etc... Pour obtenir un bon résultat, il

1. Préconisé par la Maison Saalfed et Dorfmüller de Munich.

y a lieu de régler le débit pour une vitesse moyenne de 20 litres à la seconde.

Le décanteur « Emscher », de l'ingénieur **Imhoff**, exploité

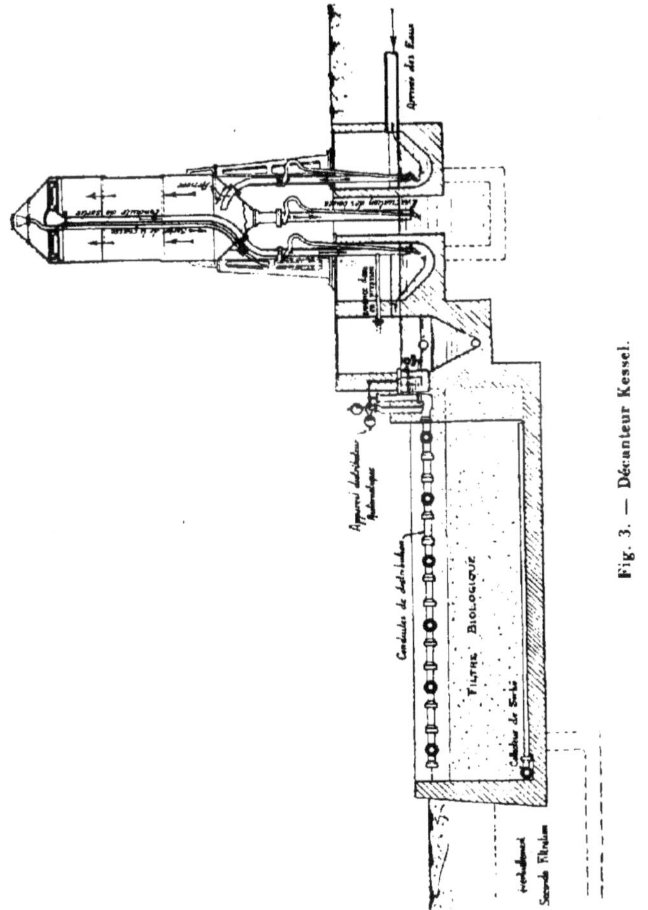

Fig. 3. — Décanteur Kessel.

par la firme Emscher-Brunnen de Dusseldorf et Nuremberg n'est autre chose qu'une réminiscence des deux précédents ; la seule différence consiste dans le doublement des organes et accessoires et dans la disposition de la partie inférieure pour servir de fosse septique. La sédimentation et la récupération des matières flottantes semblent pourtant moins bien assurées. Un grand nombre d'appareils de ce genre ont été exécutés en Allemagne où l'on est très partisan des dégrossissages mécaniques préalables ; on en trouve entre autres *à Essen*, *Erfurt*, *Schwerin*, *Gôrlitz*, *Bochum*, *Soligen*, *Cöslin*, *Witten*, etc...

Le décanteur de « Ham Baker et Cie » de Londres, exécuté d'après les indications de l'Ingénieur Filder, se compose d'un bassin circulaire qui, à l'encontre de ceux que nous venons de décrire est *à fond plat*, au milieu duquel se trouve une ouverture munie d'une vanne mobile. Une sorte de rateau tournant autour d'un axe vertical et placé au centre, permet de ramener progressivement dans un mouvement hélicoïdal, les boues au-dessus de l'ouverture.

Les eaux venant d'une rigole de surface placée sur le pourtour sont introduites en profondeur par un certain nombre de tuyaux.

L'appareil de « Riensch », qui comporte un tamis circulaire légèrement incliné et auquel on imprime un mouvement de rotation autour de son axe. Les eaux sont déversées à la surface du tamis où se déposent les matières en suspension qui sont ensuite rejetées sur le côté par une brosse mobile.

Le « Kessel » (fig. 3) de l'Ingénieur Erith Merten, actuellement exploité par la Gesellschaft für Wasserversorgung-u. abwässerbeseitigung de Berlin, mérite une mention spéciale à cause du principe, tout-à-fait différent mis en application et aussi pour l'enlèvement rationnel des graisses. Il se compose principalement d'un grand réservoir cylindrique absolument hermétique, terminé à la base et au sommet par deux parties côniques, comme dans certaines chaudières à vapeur d'où son nom de *kessel*. Ce réservoir est placé en élévation au-dessus de l'arrivée des eaux ; un tuyau A, le met en communication avec le bassin d'arrivée, un tuyau B avec le bassin de sortie, un tuyau C avec le bassin servant de dépôt de boues et enfin, un petit tuyau D avec le récipient destiné aux matières grasses. L'ensemble est supporté par des piliers en fonte ou en maçonnerie.

Chacun des tuyaux A B C est muni à la base d'une bonne soupape de fermeture ; le tuyau B, descendant 4 ou 5 centimètres plus bas que le tuyau A est en communication avec une arrivée d'eau, sous une pression plus forte que celle donnée par la hauteur du réservoir.

A sa partie supérieure, le tuyau B est en outre couronné par une série de branchements rayonnant horizontalement, à rainure latérale, pour le passage des liquides ; le tuyau D se termine sous forme d'entonnoir et possède un robinet extérieur.

Pour mettre l'appareil en marche, les soupapes des tuyaux A B C et le robinet du tuyau D étant fermés, on ouvre le robinet d'eau sous pression ; quand l'appareil est rempli, on ferme ce robinet, puis on ouvre les soupapes des tuyaux d'arrivée et de sortie. On conçoit de suite ce qui va se passer ; la colonne liquide du tuyau de sortie, plus forte que celle de l'entrée, va s'écouler en entraînant cette dernière. C'est le principe des siphons employés pour transvaser des liquides d'un réservoir dans un autre.

Les eaux usées, après première décantation dans le bassin d'arrivée, sont donc amenées dans le réservoir qu'elles sont obligées de remonter pour atteindre l'ouverture des branchements ; mais les matières lourdes ne peuvent naturellement pas suivre ce mouvement ascensionnel qui va en ralentissant au fur et à mesure de la montée ; elles tombent au fond vers l'orifice du tuyau des boues. Par contre, les matières flottantes ne demandent qu'à s'élever jusqu'au sommet.

Lorsque ces matières sont accumulées en assez grande quantité, on les évacue par le tuyau disposé à cet effet ; pour cela, il suffit de fermer les soupapes d'arrivée et de sortie et d'ouvrir le robinet d'eau sous pression. La poussée de l'eau fait monter quelque peu le niveau liquide et les matières flottantes, par débordement, sont entraînées dans le tuyau D des graisses, dont le robinet a été préalablement ouvert. Lorsqu'il s'écoule de l'eau, on ferme ce robinet.

Les eaux usées étant en continuelle fermentation dégagent des gaz qui pourraient, avec l'amas des matières flottantes occasionner le désamorçage du siphon ; aussi est-on obligé de veiller avec soin à l'enlèvement des couches de surface. Cette opération, d'après les promoteurs de l'appareil, a besoin d'être faite une fois tous les 8 à 10 jours ; 80 à 90 p. 100 des matières en suspension seraient retenues.

Les boues sont retirées des bassins à l'aide d'une pompe ou à bras d'homme. Lorsqu'il s'agit de décanter des eaux, contenant en suspension des matières très fines et d'un poids spécifique trop léger, il est bon d'ajouter un précipitant choisi, spécialement pour alourdir la matière.

La vitesse d'écoulement dans l'appareil varie entre 1 à 2 millimètres par seconde. Le séjour des eaux est au plus de deux heures dans le *Kessel*, dont les dimensions sont prévues pour des volumes allant de 2 à 100 mètres cubes par jour.

Un assez grand nombre d'appareils de ce genre sont aujourd'hui en service en Allemagne, notamment dans les villes de *Habelschwerdt*, *Paderborn*, *Schwelm*, *Swinemunde*, etc.

La ville de Stuttgard a adopté également ce système pour le traitement des eaux résiduaires de son abattoir dont on trouvera une description complète et détaillée dans le numéro de la Revue des Marchés et Abattoirs allemands (*Deutsch Schlacht-und Viehhof-Zeitung*), de décembre 1910. Quelques industries ont aussi employé ce système pour décanter leurs eaux résiduaires.

L'appareil est bien d'un fonctionnement automatique, l'eau s'écoule au fur et à mesure que le niveau monte dans le compartiment d'arrivée, mais le désamorçage est toujours à craindre, ce qui exige une surveillance constante et, par conséquent rend l'application de l'appareil assez onéreuse.

Les systèmes que nous venons de décrire entrainent à des dépenses relativement élevées, qui ne peuvent être envisagées dans les petits abattoirs ; aussi, avons-nous été amenés à conseiller pour ceux-ci l'usage de dispositifs plus simples et d'entretien plus facile.

Nous désignons ce dispositif sous le titre de *décantation rationnelle* (pour petits volumes). Il se compose, suivant le croquis ci-contre (fig. 4), d'un bassin d'arrivée dont le radier est en forte pente vers un point bas, d'un autre bassin peu profond faisant suite au premier et dont le radier est incliné vers le même point bas et enfin, d'un compartiment de nettoyage commun aux deux bassins. Les matières lourdes se décantent dans le premier compartiment, en suivant un parcours brisé et sont évacuées dans le bassin de nettoyage par l'intermédiaire de la vanne. Les matières flottantes sont

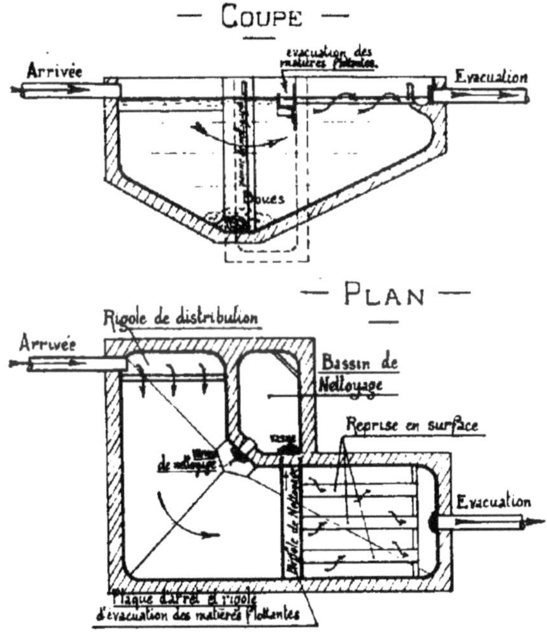

Fig. 4. — Décantation rationnelle (pour petits volumes).

reprises par des rigoles de surface et drainées également vers le nettoyage, d'où elles peuvent être reprises avec ou séparément des matières lourdes. De cette façon, l'entretien de la décantation est minime et peut se faire rapidement, sans nuire en rien au fonctionnement.

Lorsqu'il s'agit de traiter un gros volume d'eau, à partir de 150 mètres cubes d'eau, par exemple, il serait préférable d'adopter un dispositif basé sur les mêmes principes, mais construit dans une circonférence, de manière à en réduire les frais de première installation et ceux d'exploitation (un dispositif de ce genre est exécuté à Oullins, Rhône).

ÉPURATION BIOLOGIQUE INTENSIVE

(PAR FOSSES SEPTIQUES ET FILTRES BACTÉRIENS)

Ce système a d'abord été utilisé après diverses expériences concluantes, pour les eaux d'égouts de villes, principalement en Angleterre et aux Etats-Unis d'Amérique, c'est en somme, un perfectionnement de la méthode biologique par irrigation sur sol naturel ; ici, le sol renfermant les supports d'oxydation est constitué artificiellement par des matériaux de choix, pour un rendement certain et maximum. Les premières expériences, pour perfectionner la méthode naturelle, ont été faites par le Laboratoire d'Hygiène du Massachussets, en 1889, puis par Dibdin, chimiste de la ville de Londres, mais le procédé a surtout été rendu pratique après les expériences de D. Cameron à Exeter, en 1896, qui eut l'idée de faire solubiliser les matières organiques solides, par une fermentation septique, avant d'envoyer les eaux sur les filtres bactériens, c'était le « septic-tank system ».

Le procédé intensif ayant fait ses preuves pour les eaux d'égouts de très nombreuses villes (il en existe environ 1.500 installations aujourd'hui dans le monde entier), on devait naturellement chercher à l'employer pour l'épuration des eaux résiduaires industrielles. Ce furent d'abord les eaux de brasseries, de sucreries, de tanneries auxquelles le système était appliqué avec succès. On pouvait craindre un échec avec les eaux d'abattoirs, par suite de la proportion de matières albuminoïdes et graisseuses assez réfractaires aux phénomènes de solubilisation et d'oxydation, mais les installations exécutées ces dernières années dans un certain nombre d'abattoirs, démontrent journellement que la crainte était exagérée. Elle l'est d'autant plus, si l'installation est bien conçue, en rapport avec le service à assurer, en tenant compte des règles scientifiques qui régissent le procédé et si elle est bien entretenue.

Nous avons dit dans le premier chapitre, qu'il fallait toujours joindre aux eaux usées, les matières fécales des cabinets d'aisances ; nous insistons sur ce point, bien qu'il paraisse comme une anomalie. Ces matières constituent un apport de ferments de désintégration non négligeable ; de plus l'ammoniaque dont elles sont abondamment pourvues est un excellent agent de liquéfaction des graisses.

Toute installation d'épuration biologique intensive pour abattoir, doit comprendre les organes principaux suivants :

1° Un décanteur spécial des matières lourdes et flottantes ;

2° Une fosse septique couverte ;

3° Un bassin régulateur de sortie (pouvant former dégrossisseur) ;

4° Un filtre bactérien percolateur.

Bassin décanteur. — Ce bassin peut être établi suivant l'un ou l'autre des types décrits précédemment, ou suivant un dispositif analogue, le volume des eaux à traiter servant de guide dans le choix à faire ; il doit, d'une part, favoriser le dépôt des matières lourdes, d'autre part, la sédimentation et l'enlèvement des matières flottantes.

La capacité proportionnelle du décanteur varie nécessairement avec le régime adopté pour les égouts (séparatif ou unitaire), avec le taux de dilution des eaux, et aussi avec le degré d'épuration désirable ; elle devra être calculée de manière à atteindre un volume compris entre la dizième et la trentième partie du volume journalier des eaux ; le courant sera suffisamment ralenti. Une grille empêchera le passage des grosses matières vers la fosse septique. Il sera toujours bon de placer sur l'un des côtés du décanteur, un petit bassin de nettoyage pouvant aussi être en communication avec le fond de la fosse septique.

Comme nous l'avons déjà exposé, la décantation avec des eaux de telle nature, doit jouer un rôle efficace, indispensable à la bonne marche de l'ensemble.

Etant donné la grande irrégularité du débit, il serait bon de donner au bassin de décantation des dimensions assez grandes et de le munir d'une vanne régulatrice, de façon à assurer plus régulièrement le fonctionnement biologique de la fosse et des filtres.

Fosse septique. — La fosse septique est constituée par un

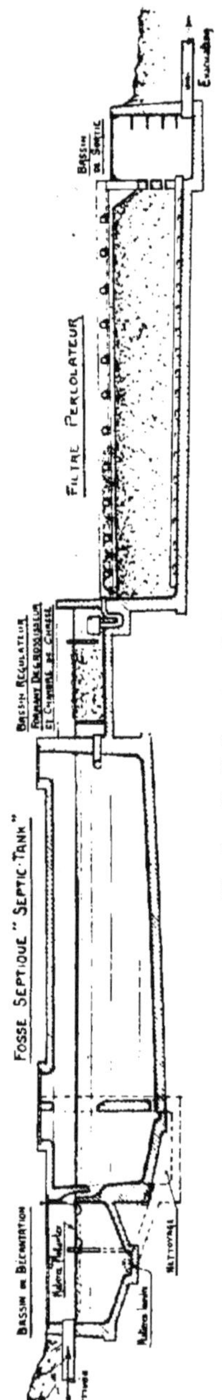

Fig. 5. — Profil d'une installation type.

bassin rigoureusement étanche, de forme rectangulaire assez allongée, d'une profondeur moyenne de 3 mètres et d'une capacité-liquide, correspondant approximativement au volume du jour le plus fort de la semaine. La fosse pourra comporter utilement du côté de l'entrée, un petit mur transversal partant du fond et s'arrêtant vers le milieu de la masse liquide pour arrêter les boues entraînées par le courant. Il est inutile de placer des cloisons ou chicanes de surface, elles obligeraient les matières flottantes à s'accumuler dans un espace trop restreint, au détriment de la bonne répartition du travail d'hydrolise et microbien.

D'une manière générale, dans les pays tempérés, il n'est pas absolument indispensable de couvrir les fosses septiques, mais, dans le cas présent, nous le conseillons tout particulièrement, afin de ne pas favoriser l'éclosion d'innombrables insectes ailés propagateurs de germes qui viendraient envahir l'abattoir déjà trop bien muni à cet égard, sans compter qu'on évite aussi les inconvénients dus aux intempéries. La couverture devra comporter au moins deux regards de visite et une ouverture munie d'une grille laissant échapper librement les gaz de la fermentation ; nous avons adopté dans ce but, une grille avec barreaux en lames de persiennes et tamis en toile métallique.

On peut canaliser ces gaz et les déverser dans l'atmosphère en un point convenablement choisi, étant très fugaces, ils seront vite oxydés, ou les désodoriser par l'intermédiaire de matériaux spéciaux, tels que : tourbe, charbon de bois, etc., étagés dans une gaine que traverseront les gaz.

Le radier de la fosse doit avoir une pente assez accentuée dans le sens opposé à celui du courant et s'il s'agit d'une station de quelque importance, au point bas de la pente, sera placée une vanne de communication avec un bassin de nettoyage.

Les tuyaux d'amenée des liquides dans la fosse déboucheront à une certaine profondeur, de façon à atténuer les remous et à ne pas créer un courant de surface qui désagrégerait la croûte ou sorte de levain, formée par un amalgame de matières organiques flottantes et de colonies microbiennes aérobies.

Les tuyaux de sortie de la fosse reprendront les eaux sensiblement au même niveau que celui d'entrée, soit en moyenne à 70 centimètres sous la surface et les déverseront dans le bassin régulateur de sortie.

Bassin régulateur de sortie. — Ce bassin est constitué par un réservoir peu profond, placé à la suite de la fosse septique, sa capacité est proportionnelle au volume des eaux et surtout à la surface des filtres biologiques et à leur mode d'alimentation. Cet organe accessoire a pour but d'emmagasiner les eaux affluentes, afin de les répartir ensuite sur les filtres, d'une façon intermittente et suivant un débit régulier. Cependant, à moins de donner à ce bassin des dimensions assez grandes, ce qui augmenterait sensiblement la dépense, le débit suit à peu près celui du collecteur d'arrivée.

La répartition intermittente et automatique de l'effluent sur un ou plusieurs filtres est assurée, soit par des siphons de chasse de modèles divers, soit par des distributeurs automatiques basés sur le principe de la bascule hydraulique, parfois aussi par la main de l'homme.

Dans ce dernier cas, le service devient onéreux et l'expérience a prouvé qu'il n'était pas toujours fait régulièrement.

En général, il est préférable d'avoir des chasses de faible volume et plus souvent répétées ; l'opération peut être représentée comme durée, ainsi qu'il suit : 1/3 de chasse, 2/3 de repos. Pourtant, dans la pratique, on n'obtient pas souvent une démarcation aussi rigoureuse, entre les périodes de travail et celles de repos; cela a été une des raisons pour lesquelles on a adopté les filtres percolateurs, à marche plus élastique.

Le bassin régulateur garni de gros matériaux filtrants, peut encore servir de dégrossisseur en retenant les fines particules de matières qui peuvent se trouver en suspension dans l'effluent de la fosse.

Filtre bactérien percolateur. — Ce genre de filtre peut être indifféremment rectangulaire ou circulaire, suivant le mode de distribution; il est constitué par un radier étanche, les parois verticales pouvant être ajourées ou même faire complètement défaut si le terrain ou la construction le permettent. Il suffit que les matériaux filtrants tiennent en place. On voit de suite, qu'à l'encontre de la méthode dite de contact[1], le filtre n'est jamais rempli, l'eau ne fait que passer lentement à travers la masse des supports d'oxydation.

Un bon drainage doit être établi sur le radier en pente, à l'aide de tuyaux de poterie, ou de briques creuses, ou bien encore, à l'aide de rigoles exécutées directement dans le béton.

Le filtre est garni sur une hauteur variant entre 1m,50 et 2 mètres de matériaux filtrants appropriés. Ceux qui conviennent le mieux, en la circonstance, sont le mâchefer bien vitrifié, ou les scories provenant de la combustion de la houille, ou bien encore les scories ou pouzzolanes de volcans, on peut y ajouter certaines pierres calcaires, mais en faible quantité. Ces matériaux doivent être criblés et concassés à diverses grosseurs, allant de 30 à 80 millimètres; les plus gros étant placés au fond.

Avec ce système de filtre par percolation, il importe d'avoir une distribution à la surface aussi uniforme et régulière que possible; c'est dans ce but que les inventeurs ont proposé de nombreux appareils fixes ou mobiles.

Les plus connus sont les *sprinklers fixes*, ou tuyaux en fonte percés de petits trous munis ou non d'ajutages; les

1. Méthode dans laquelle les filtres doivent être étanches pour contenir les liquides qui, à des périodes intermittentes, baignent les matériaux filtrants.

sprinklers mobiles pour filtres rectangulaires ou plutôt circulaires, sortes de distributeurs mis en marche suivant un mouvement de va-et-vient, ou tournant autour d'un axe fixe par la simple pression de l'eau, utilisant le phénomène du chariot hydraulique bien connu en physique.

S'il est possible de disposer d'une assez forte pression par une dénivellation ou chute de 2 à 4 mètres, par exemple, on peut employer avantageusement des tuyaux munis d'éjecteurs répartissant l'eau sous forme de pluie.

Les filtres percolateurs, avec une épaisseur moyenne de $1^{m},75$ de matériaux filtrants et suivant le taux de concentration des eaux usées, peuvent traiter de 500 à 1.500 litres d'eau par jour et par mètre carré, ou 600 litres, en moyenne, par mètre cube de matériaux filtrants. C'est le double du volume traité par les filtres de contact et 80 fois plus que celui traité ordinairement par épandage.

A la suite du filtre, il y a lieu de prévoir un petit bassin de sortie pour les prélèvements à faire en vue de la vérification des résultats. Ce bassin permettra, en outre, dans des circonstances tout à fait exceptionnelles, en cas de très graves maladies infectieuses, de parfaire l'épuration bactériologique, en ajoutant un antiseptique énergique, par exemple, du chlorure de chaux ou du permanganate de potasse employé à la dose de $1^{k},500$ à 2 kilos par mètre cube.

Par graves maladies infectieuses, nous n'entendons pas celles pouvant être dues à la tuberculose ; on tue tous les jours dans les abattoirs des animaux tuberculeux et les bacilles ne résistent pas à la concurrence vitale et aux oxydations successives de l'action biologique. Nous envisageons plutôt les fièvres charbonneuses, aphteuses, la morve, les pneumo-entérites, etc. Mais il faut bien dire que les contaminations à redouter, du fait de la présence du microbe de ces maladies, dans l'effluent, étant des plus problématiques, on n'est presque jamais obligé de stériliser l'effluent.

Fonctionnement. — La théorie et la marche de l'épuration biologique intensive sont aujourd'hui bien connues par les multiples applications qui en ont été faites, principalement pour les eaux d'égouts de villes ; nous n'en exposerons donc que succinctement le fonctionnement : les eaux, après avoir subi l'effet de la décantation, sont introduites dans la fosse septique où les matières qu'elles renferment en suspension se répartissent évidemment par ordre de densité. Les matières organiques en grande partie vont à la surface ; les matières minérales vont au fond.

Les microbes attaquent la substance organique pour leur propre nourriture et aussi pour leur structure. Les diastases qu'ils secrètent contribuent aux transformations chimiques.

Les matières ternaires sont, pour la plupart, transformées en acide carbonique et en eau ; parmi elles, les acides organiques, les dextrines, les sucres, que renferment précisément les eaux d'abattoirs, sont solubles et par conséquent vite transformés. Quant aux celluloses des aliments, des papiers et feuillages complétant la catégorie ternaire, elles sont plus résistantes et réclament le concours de nombreuses colonies anaérobies en milieu alcalin, pour la désagrégation progressive de la membrane cellulosique. Ce travail donne toujours lieu à la production de formène ou gaz des marais, désigné aussi sous le nom de méthane ou hydrogène carboné, semblable au grisou. Il se dégage également, beaucoup d'hydrogène libre et un peu d'acide carbonique.

Les matières complexes ou quaternaires sont ramenées à l'état de matières simples, liquides ou gazeuses ; l'azote albuminoïde est converti en azote ammoniacal, c'est-à-dire, sous une forme beaucoup plus facilement oxydable et moins nocive. Les détails des transformations de ces matières sont moins connus ; on sait, d'une manière générale. que l'action est effectuée par un grand nombre d'espèces aérobies et anaérobies travaillant simultanément et successivement. Les premières, absorbant l'oxygène libre de la matière, préparent le terrain aux secondes qui, par actions répétées, liquéfient les albuminoïdes. Il en résulte une gazéification assez intense, produisant de l'hydrogène libre, de l'hydrogène sulfuré et phosphoré, de l'azote libre, et de l'acide carbonique?

Enfin, les albuminoïdes sont transformées graduellement en peptones, acides amidés, acide hippurique, en urées, en amides, puis en azote ammoniacal.

Pour obtenir ces résultats dus à la putréfaction, il est nécessaire de faire séjourner les liquides un certain temps en fosse septique, dont la durée, généralement admise, est de vingt-quatre heures.

A notre avis, pour les eaux d'abattoirs, il est préférable d'augmenter quelque peu ce séjour et de le porter à trente heures. Il s'agit là, bien entendu, du séjour de la masse liquide, certaines matières restant dans les milieux fermentescibles un temps souvent beaucoup plus long.

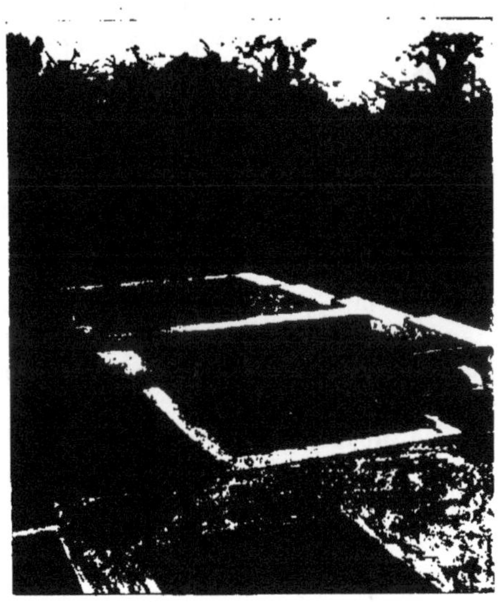

Fig. 6. — Petite installation.

Nous avons déclaré précédemment, que les fosses septiques devaient être en libre communication avec l'air extérieur; ceci nous amène à répondre, par anticipation, à une question souvent posée : que deviennent les anaérobies en pareil cas? Pour calmer les inquiétudes, invariablement il faut se rappeler : 1° que le travail des aérobies, y compris les vers et infusoires, dans les couches supérieures est très précieux; 2° qu'à 10 centimètres sous la surface, la lumière, pas plus que l'air ne peuvent pénétrer, qu'en conséquence les anaérobies peuvent se développer et agir en toute sécurité.

La matière organique étant solubilisée, il s'agit maintenant de la minéraliser pour la rendre inoffensive. C'est alors que l'oxydation et la nitrification entrent en jeu dans le filtre percolateur.

Les substances organiques en dissolution se fixent sur les scories recouvertes d'une sorte de gélatine dans laquelle vivent et se développent en quantités innombrables les bactéries aérobies.

L'azote ammoniacal est oxydé par deux bactéries spéciales nitreuse et nitrique, découvertes il y a près de vingt ans par Winogradsky.

Les ferments nitreux transforment d'abord l'ammoniaque en nitrites, puis les ferments nitrites convertissent les nitrites en nitrates, dernier terme de la minéralisation ; c'est en quelque sorte le résidu de la combustion des albuminoïdes par oxydation.

Dans des travaux très approfondis, nos savants Schloesing et Muntz ont déterminé, avec tous les détails scientifiques du phénomène, les conditions d'une bonne nitrification. Mais, cette action étant due aux micro-organismes n'est pas illimitée, elle est plus ou moins efficace, plus ou moins durable, suivant telle ou telle nature et tel volume d'eau. Aussi, est-il indispensable à l'étude de tous projets d'épuration, de connaitre approximativement la composition des eaux qu'il s'agit de traiter. Pour donner quelque précision à cet égard, nous dirons que l'effluent dirigé sur les filtres ne doit pas renfermer plus de 30 à 35 milligrammes d'ammoniaque par litre. Passé ce dernier chiffre il faudrait, pour obtenir un bon résultat, ajouter une certaine quantité d'eau de dilution ou faire passer sur un second filtre.

Au début de la mise en marche d'une installation, il y a lieu, pour l'amorçage progressif des filtres, soit de diluer l'effluent de la fosse, soit de traiter d'abord un volume moindre qu'on augmentera petit à petit, pour arriver au bout de deux ou trois semaines, suivant les saisons, à la dose prévue.

Pour atteindre plus rapidement un bon résultat, on pourrait encore ensemencer les supports d'oxydation en y mélangeant des scories venant d'une installation en marche régulière ; ou bien verser à la surface du filtre une solution obtenue d'après la formule chimique employée pour la composition du liquide, servant à isoler les ferments nitreux et nitriques. Nous nous empresserons de déclarer que ces précautions ne sont nullement indispensables.

Le drainage établi soigneusement à la base facilite l'aération et assure mieux l'évacuation de l'acide carbonique produit par l'oxydation intense. Nous n'avons pas l'intention de décrire ici l'autre méthode de filtre bactérien par lit de contact, les phénomènes biologiques qui entrent en jeu étant exactement les mêmes, tout en exigeant une régularité difficile à obtenir dans un abattoir.

Résultats donnés par la méthode intensive. — Les eaux usées dont nous avons indiqué plus haut la composition, provenant d'une installation en marche, le lecteur se rendra mieux compte des transformations diverses, que nous venons de signaler par l'examen du tableau suivant :

PROVENANCE DES LIQUIDES	MATIÈRES organiques dosées pour pertes au rouge.	AZOTE ammoniacal libre ou salin en AzH^3.	AZOTE albuminoïde en AzH^3.	NITRITES en nitrites de potasse.	NITRATES en nitrates de potasse.
Eau brute diluée et décantée.	1.580	110	260	0	0
Effluent de la fosse septique	365	180	90	0	0
Effluent du filtre	17	7	2	6	72

On remarquera la grande diminution finale des matières organiques, l'augmentation de l'azote ammoniacal après passage en fosse septique et par contre, la très forte diminution de l'azote albuminoïde dans le même parcours et enfin, la production de nitrates.

Le Conseil supérieur d'hygiène de France, à la suite du rapport de MM. les Drs Calmette et L. Masson, a adopté les conditions suivantes pour une eau bien épurée : 1° lorsqu'elle ne contient pas plus de 30 milligrammes de matières en suspension par litre ; 2° lorsque la quantité d'oxygène absorbé au permanganate de potasse, en trois minutes, reste sensiblement constante, avant et après incubation à 30° ; 3° lorsqu'après sept jours elle ne dégage aucune odeur putride ou ammoniacale ; 4° lorsqu'elle ne renferme aucune substance chimique de nature à intoxiquer les poissons et à nuire aux animaux qui s'abreuveraient dans le cours d'eau où elle est déversée.

Entretien de l'installation. — Le procédé ainsi exposé étant très simple, les frais d'entretien sont des plus réduits. Il suffit d'entretenir, d'abord, le bassin de décantation en bon état, en en retirant les matières lourdes et grosses matières flottantes, chaque fois que leur accumulation sera suffisante pour gêner le libre passage des eaux usées vers la fosse septique, opération nécessaire en moyenne deux fois par mois. S'il s'agit d'une installation importante, là ou les fosses septiques (elles devraient toujours être au moins au nombre de deux), pourront comporter avantageusement un dispositif les mettant en communication avec un bassin de nettoyage pour enlever de loin en loin, il est vrai, le dépôt de boues du fond, sans avoir besoin d'interrompre le service.

La surface des filtres doit être ratissée environ tous les quinze jours, comme on ratisse les allées d'un jardin, et, s'il y a des appareils automatiques on doit, évidemment, les entretenir en bon état.

En résumé, pour une installation d'une ville de 50.000 habitants, par exemple, une homme occupé quelques heures par semaine, en assurera grandement le bon entretien ; ces besognes ne sont pas absorbantes, mais il faut les exécuter. Nous en profitons pour réagir ici contre une opinion trop répandue, qui tend à laisser croire que des installations de ce genre, marchent pour ainsi dire toutes seules sans qu'il y ait lieu de s'en occuper.

Coût du procédé. — Un renseignement qu'il importe aussi de connaître est celui du prix de revient d'un tel système d'épuration. A vrai dire, il est bien difficile, sinon impossible, de fixer par avance le prix d'une installation de ce genre, même quand on connaît le volume des eaux à traiter. En effet, bien des facteurs peuvent intervenir et faire modifier le prix de 100 p. 100, entre autres, les circonstances locales ou la disposition des lieux, les facilités d'évacuation de l'effluent, le degré d'épuration désirable suivant le point d'évacuation disponible : grande ou petite rivière ou sol perméable, etc.

Le prix varie encore avec l'importance de l'installation ; il est naturellement à proportion moins élevé pour un gros volume que pour un petit volume. Aussi, pour des installations dont le volume (fig. 6) irait de 10 à 1.000 mètres cubes par jour, on peut dire que le prix varierait entre 4.500 francs et 85.000 francs, tout compris, sauf le terrain dont la surface est

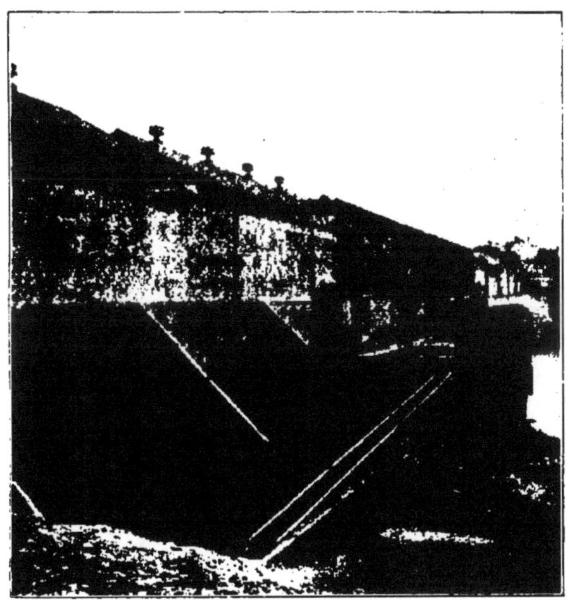

Fig. 7. — Installation de l'abattoir d'Angers.

d'ailleurs très réduite puisqu'elle correspond avec les dégagements à environ 2 mètres carrés par mètre cube d'eau traitée.

Conclusions sur le choix du procédé. — Le choix du procédé doit dépendre des circonstances locales :

1° Quand on le pourra, il sera préférable de déverser les eaux usées d'abattoirs dans les égouts de la ville, à condition, bien entendu, que ceux-ci aboutissent à un système d'épuration quelconque (système artificiel ou naturel, tel que celui constitué par la mer ou un grand fleuve).

2° Quand on disposera à proximité de l'abattoir et en quantité suffisante (1 mètre carré par 12 à 15 litres), de terrains propices, c'est-à-dire sablonneux, perméables sur environ 2 mètres de profondeur, on pourra évacuer les eaux usées sur ces terrains, mais seulement après traitement préliminaire consistant, soit en une précipitation chimique, soit en un dégrossissage mécanique, ou soit plus économiquement en une fermentation en fosse septique.

3° Si, comme cela arrive le plus souvent, on ne dispose pas de terrains favorables, on traitera avantageusement les eaux usées d'abattoirs par la méthode biologique intensive, comprenant décantation, fosse septique et filtre percolateur. Les matières décantées, et celles provenant du coche, dans tous les cas pouvant servir utilement d'engrais.

Avec le système biologique intensif, on tient en quelque sorte le mal, on le canalise, on en suit les différentes actions, on peut s'en rendre maître à chaque instant, c'est, en somme, une opération conduite scientifiquement.

Installations actuellement en service. — Si nous sommes en France, malheureusement encore en retard sur cette question d'épuration, bien que le procédé biologique dérive des découvertes de notre grand Pasteur, il n'en est pas de même à l'étranger et principalement en Angleterre et en Allemagne, où de multiples installations sont en service depuis longtemps.

En Angleterre, presque toutes les villes épurant leurs eaux d'égouts, y compris les eaux usées d'abattoirs, on ne rencontre guère de stations spéciales à ces dernières. En Allemagne, où les abattoirs sont aussi plus perfectionnés, on y pratique le plus souvent l'épuration des eaux usées, notamment dans ceux que nous avons cité au début.

A côté de cela, que pouvons-nous opposer en France. Les villes qui, actuellement, épurent leurs eaux d'égouts, sont une infime minorité ; quant aux installations d'abattoir elles sont encore plus rares.

Pourtant, l'élan semble donné. Un certain nombre de municipalités, ayant compris les avantages hygiéniques et économiques des abattoirs modernes, en ont déjà doté leurs villes ; d'autres procèdent à l'étude des projets. Parmi ceux qui sont déjà exécutés, on peut citer : *Oullins*, dont les eaux usées sont épurées avec celles de la ville, *Soissons*, qui déverse ses eaux sans aucun traitement dans l'Aisne, *Angers*, (fig. 7) qui possède une installation d'épuration biologique, *Blanzy* également, *Salon*, *Saint-Chamond*, sans épuration, *Arcueil*, *Gentilly*, dont les eaux sont conduites au collecteur rejoignant les égouts de Paris, *Tergnier*, qui possède une épuration biologique, etc.

Parmi les abattoirs en cours d'exécution, il faut citer : *Lyon*, dont les eaux usées iront au collecteur rive gauche de la ville, *Orléans*, où est prévue une installation biologique, *Vichy*, qui déversera ses eaux dans le collecteur de la ville ; il en sera de même pour *Reims* ; *Bayeux*, où le projet d'épuration biologique a été accepté, dernièrement, par le Conseil supérieur d'hygiène publique de France, etc.

Enfin, il existe encore quelques petits abattoirs modernes, dans lesquels, après un vague dégrossissage, les eaux résiduaires sont envoyées en irrigation sur les terrains avoisinants.

Il nous reste à espérer et à souhaiter que les avantages réels des abattoirs modernes étant de mieux en mieux connus et appréciés, ces exemples seront bientôt suivis de beaucoup d'autres.

Parmi les avantages hygiéniques, celui qui a pour but de supprimer les contaminations dues aux eaux usées, n'est certainement pas l'un des moindres ; aussi, y a-t-il lieu de compter qu'à l'avenir cette question soit traitée avec tout le soin qu'elle mérite justement.

La généralisation de ces abattoirs modernes, avec tous leurs perfectionnements, aura encore pour résultat de contribuer à la suppression radicale des tueries privées, actuellement encore en usage, bien que néfastes à la santé publique.

En résumé, l'épuration d'eaux usées, aussi contaminables que celles d'abattoirs, doit, dorénavant, faire partie des mesures prophylactiques dont l'arsenal s'enrichit tous les jours, pour le bien de notre humanité.

ÉVREUX, IMPRIMERIE CH. HÉRISSEY, PAUL HÉRISSEY, SUCC^r

www.ingramcontent.com/pod-product-compliance
Ingram Content Group UK Ltd.
Pitfield, Milton Keynes, MK11 3LW, UK
UKHW020516180726
13839UKWH00005B/2116